HYGIÈNE ET SALUBRITÉ PUBLIQUES

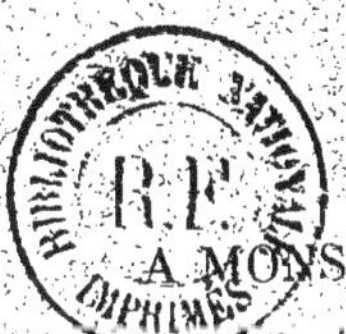

RAPPORT

A MONSIEUR LE MAIRE DE ROUEN

SUR LE CONGRÈS OUVERT A LA FACULTÉ DE MÉDECINE DE PARIS,

LE 26 JUILLET 1888,

POUR L'ÉTUDE DE LA TUBERCULOSE HUMAINE ET ANIMALE

(suivi d'une communication faite au même Congrès)

Par M. VEYSSIÈRE,

Directeur de l'Abattoir de Rouen.

ROUEN

IMPRIMERIE JULIEN LECERF

1888

[illegible]

[illegible]

[illegible]

[illegible]

[illegible]

RAPPORT

À MONSIEUR LE MAIRE DE ROUEN.

MONSIEUR LE MAIRE,

Sur une demande que j'avais l'honneur de vous adresser, à la date du 11 juillet, vous avez bien voulu m'autoriser à assister aux séances du Congrès, ouvert à la Faculté de Médecine de Paris, pour l'étude de la tuberculose humaine et animale, et m'inviter à vous faire connaître le résumé des renseignements recueillis par moi, pendant la discussion sur les questions à l'ordre du jour.

En répondant aujourd'hui à cette invitation, témoignage de l'intérêt que vous portiez à l'œuvre et à ses résultats, je ferai suivre mon rapport d'une communication personnelle, faite au cours de la séance du matin du 26 juillet, et de ma réponse à un discours de mon Collègue, M. Baillet, Vétérinaire-Inspecteur des Abattoirsde la ville de Bordeaux.

Depuis que j'ai l'honneur d'appartenir à la Ville de Rouen, comme Directeur-Inspecteur de son Abattoir, et qu'en cette qualité je suis chargé de veiller à la salubrité de ses viandes, je n'ai cessé d'être préoccupé

de la situation particulièrement difficile que créent
aux Inspecteurs de la boucherie, d'une part, la con-
naissance de faits établissant la possibilité de contamination chez l'homme par l'usage des viandes provenant d'animaux tuberculeux, d'autre part, le manque
absolu d'instructions pour l'appréciation des cas qui,
selon l'étendue ou la gravité des lésions, doivent amener ou la saisie totale de l'animal ou simplement
l'élimination de la partie envahie par l'élément morbide.

C'est, Monsieur le Maire, sous l'empire de ces
préoccupations qu'au 11 juillet je vous adressais ma
demande d'assister au Congrès; que, dans le courant
de 1883, je demandais que la Commission municipale
d'hygiène approuvât la saisie de toutes les viandes
provenant d'animaux qui auraient, après leur mort,
montré des lésions *manifestes* de tuberculose. C'est
encore sous l'impression des mêmes craintes de contamination pour l'homme, que le 28 mars 1887 je m'ex-
primais ainsi à l'endroit des viandes tuberculeuses :

« Des quelques considérations dans lesquelles je suis
» entré, il ressort :

» 1° Que la question de la contagion de la tuberculose à
» l'homme, par l'usage des viandes provenant d'animaux
» tuberculeux, est aujourd'hui tranchée par l'affirmative,
» et que tous les raisonnements *à priori* invoqués pour la
» combattre doivent être considérés comme nuls et non
» avenus;

» 2° Que, conséquemment, la saisie entière des animaux
» s'impose dans tous les cas, si, après la mort, des lésions
» de cette affection sont constatées. »

J'ajoutais :

« Il y aurait donc lieu de provoquer, de la part de la
» Commission municipale d'hygiène, la discussion des
» conclusions précédentes, le Directeur de l'Abattoir en-
» tendu.

» En sollicitant l'avis de cette Commission, je n'ai pas
» l'intention de chercher à amoindrir, encore moins à fuir
» la responsabilité qui m'incombe. Ce que je désirerais,
» c'est que dans une question aussi importante d'hygiène
» publique, où des intérêts importants et fort respectables
» sont en jeu, il s'établisse entre les Membres de la dite
» Commission et moi une communauté de vues qui don-
» nerait à mes saisies une autorité morale incontestable. »

Or, Monsieur le Maire, cette communauté de vues
que je recherchais en 1883 et 1887, mais en vain, je l'ai
trouvée au Congrès de Paris, dans ce premier vœu
émis à la fin de la séance du 26 juillet, sur la proposition de son Président :

« *Il y a lieu de poursuivre par tous les moyens*
» *possibles, y compris l'indemnisation des intéressés,*
» *l'application générale du principe de la saisie et*
» *la destruction totale pour toutes les viandes pro-*
» *venant d'animaux turberculeux, quelle que soit la*
» *gravité des lésions spécifiques trouvées sur les*
» *animaux.* »

Ce n'est pas, certes, sans un sentiment de légitime
orgueil, que j'ai vu mes idées de 1883, celles pour l'application desquelles je sollicitais, à cette époque, un
appui moral, sanctionnées par un vœu aussi formel de
la savante Compagnie ; et qui n'a manqué d'être una-
nime que par le fait de considérations, sinon étran-
gères au débat, au moins simplement *postjudicielles*

de la question de principe, puisqu'elles sont purement économiques.

En effet, Monsieur le Maire, par une distinction essentiellement arbitraire, il est des animaux tuberculeux dont la viande peut être livrée à la consommation, parce que les lésions sont dites locales, tandis que la viande de certaines autres est saisie, les lésions étant alors considérées comme générales.

C'est donc dans le fait de cette localisation ou de la généralisation des lésions que l'on trouve la justification de la saisie ou sa contre-indication, — estimant, sans doute, que la disparition des lésions doit amener la disparition des germes morbides, — et que résident ces considérations économiques, que par une véritable aberration d'esprit, on ne craint pas d'opposer aux considérations autrement importantes de la santé publique.

Je me suis efforcé de combattre — ma communication au Congrès n'a pas d'autre but — cette distinction, qui, scientifiquement, ne repose sur rien, et est même inapplicable dans la pratique; mais que l'on s'efforce de prendre au sérieux, parce que, en matière de saisie, elle légitime les demi-mesures, et devient ainsi la protectrice des intérêts engagés.

Mais par ce fait qu'au point de vue scientifique, la distinction précitée ne supporte pas l'examen, s'ensuit-il qu'il ne doit être tenu aucun compte de la partie économique de la question?

La réponse est assez difficile.

En principe, la saisie devrait être de droit, dans tous les cas, puisque la pratique ne peut avoir d'autre guide que les données scientifiques, qui, elles, confondent en une même entité morbide tous les cas de tuberculose, qu'ils soient généralisés ou simplement localisés. Aussi, M. Arloing n'a-t-il pas hésité à avancer qu'il était indispensable de proclamer la prohibition absolue des viandes tuberculeuses.

Néanmoins, tant que les esprits ne seront pas mieux préparés à des mesures radicales, qu'il ne se sera pas établi dans le public un courant d'opinion en faveur de la saisie de toutes les viandes provenant d'animaux tuberculeux, j'estime que les Inspecteurs de la boucherie doivent établir un *modus faciendi* basé sur une question de *plus* ou de *moins*, susceptible d'atténuer dans certains cas, et dans une certaine mesure, l'inflexibilité de la logique.

Du reste, l'admission momentanée de cette atténuation se devine dans le vœu de M. Chauveau; et la loi de 1881 sur la police sanitaire des animaux domestiques, qui vient d'être modifiée par l'adjonction de la tuberculose au nombre des maladies contagieuses, spécifie les cas où la saisie devra être entière et ceux où elle ne devra qu'être partielle.

Toutes les questions se rattachant aux viandes tuberculeuses dans leurs rapports avec l'alimentation ont été soulevées dans les séances des 26 et 27 juillet, auxquelles il m'a été donné d'assister, et je puis ajouter qu'au point de vue des dangers, elles ont été traitées avec une clarté d'exposition et une abondance d'arguments vraiment remarquables par M. Arloing, Directeur de l'École vétérinaire de Lyon.

L'opinion contraire a trouvé aussi ses défenseurs, au nombre de trois seulement. L'un d'eux, M. Baillet,

Vétérinaire et Inspecteur des Abattoirs de la ville de Bordeaux, a posé en fait que les dangers par l'usage des viandes tuberculeuses sont infiniment moins sérieux qu'on ne le croit généralement, et que dans tous les cas, la contamination par les voies digestives est loin d'être démontrée. Sur ce thème, M. Baillet a prononcé un très-long discours, dont je rapporte les conclusions, du reste, faciles à prévoir, avec leur réfutation, exclusivement basée sur des faits observés aux Abattoirs de Rouen.

Enfin, Monsieur le Maire, il a été soumis au Congrès une question sur laquelle je désire spécialement appeler votre attention : c'est celle qui concerne l'usage de l'ingestion du sang dans les Abattoirs.

A Rouen, comme en beaucoup d'autres villes, certaines personnes maladives viennent aux Abattoirs pour y boire du sang, sous prétexte de se fortifier. Cette pratique, dont les résultats thérapeutiques sont plus que douteux, peut avoir des dangers au point de vue de la contagion de la tuberculose, et mériterait pour cette raison d'être, sinon proscrite d'une façon absolue, au moins subordonnée à certaines conditions.

La première devrait être la production d'un certificat de médecin; la seconde, que le sang à boire proviendrait d'un mouton, animal qui a jusqu'ici paru exempt de phthisie tuberculeuse. Si vous partagez ma manière de voir à ce sujet, ma proposition ferait ultérieurement l'objet d'une communication spéciale.

En résumé, Monsieur le Maire, si dans le Congrès de Paris, où se trouvaient réunies la plupart des

sommités médicales de France et de l'étranger, la tuberculose a été étudiée sous toutes faces et sur toutes
les espèces, on peut dire qu'elle l'a surtout été au
point de vue de la contamination des animaux à
l'homme par l'usage du lait ou de la viande provenant d'animaux malades.

Sous ce rapport, les Inspecteurs de la boucherie
auront pu puiser, dans les intéressantes discussions
qui s'y sont produites, de précieux enseignements,
dont ils ne manqueront pas de faire leur profit dans
l'accomplissement de leur délicate mission.

Quelques Réflexions sur les conditions actuelles des Saisies de Viandes pour cause de Tuberculose.

Messieurs,

Après les mémorables expériences de M. Villemin, après surtout celles plus récentes de MM. Chauveau et Toussaint, en France, de Gerback et Koch, en Allemagne, et de tant d'autres, expériences démontrant toutes, et d'une manière irréfragable, la contagiosité de la tuberculose dans toutes nos espèces domestiques et même à l'homme, la responsabilité des Inspecteurs des Abattoirs s'est considérablement accrue.

Ayant, en effet, le devoir d'écarter de l'alimentation publique toutes les viandes qui, à des degrés divers, peuvent exposer le consommateur à un danger quelconque, leur tâche s'est ainsi trouvée subitement élargie par le fait de l'adjonction de la tuberculose au nombre des maladies qui rendent la viande impropre à l'alimentation.

Mais si le devoir des Inspecteurs est tout indiqué, il faut qu'en matière de saisie leur conduite soit également tracée, que leur manière de faire soit partout la même, qu'il n'y ait pas là une tolérance aveugle, ailleurs une sévérité excessive.

Il ne faut pas, en un mot, que les Inspecteurs ne relèvent que de leur appréciation et de leur conscience, mais bien de règlements sanitaires qui, seuls, imposeront cette uniformité de vues et de suites, indispen-

sable à tout service important, comme doivent l'être
ceux qui intéressent l'hygiène et la salubrité publique.

Or, que se passe-t-il en l'état actuel des choses?

Tous les Inspecteurs connaissent les faits expéri-
mentaux qui démontrent les dangers de la consommation des viandes tuberculeuses. Mais les uns
cherchent à en atténuer l'importance, pour mieux les
approprier à leur manière de voir.

D'autres, et il est regrettable d'être obligé de le
constater, n'envisagent la question de saisie de ces
viandes qu'au point de vue des troubles commerciaux
qui en seraient la conséquence, et cette considération
suffit à les faire s'abstenir.

Enfin, quelques-uns, se basant sur l'idée admise,
que la généralisation des lésions amène un état d'infection qui n'existerait pas avec des lésions localisées,
adoptent un moyen terme, en saisissant les viandes
des animaux chez lesquels les lésions étaient généralisées, et en se bornant à la saisie seule de l'organe
malade en cas de localisation.

Tels sont, en laissant de côté ceux, bien entendu, qui
considèrent les faits scientifiques comme nuls et non
avenus, tels sont, dis-je, les trois courants d'opinion
qui inspirent les Inspecteurs de la boucherie dans
leur délicate et souvent difficile mission.

Cette manière de faire, Messieurs, est-elle la bonne?
Est-elle, en tous cas, conforme aux données expéri-
mentales acquises?

Notre maître, M. Bouley, répondait à cette question,

quand, dans une de ses chroniques si attrayantes,
consacrée au rapport de M. Lydtin sur la tuberculose
bovine, devant le congrès international de Bruxelles
en 1883, il s'exprimait ainsi :

« On voit que M. Lydtin et ses collègues de la com-
» mission de la phthisie pommelière n'ont pas osé aller
» jusqu'au bout des conséquences de la démonstration
» qu'ils ont faite de la contagiosité de la tuberculose, et
» de la possibilité que l'élément de la contagion de cette
» maladie pénètre dans l'organisme humain avec les ali-
» ments ingérés. Cette preuve étant faite, disait-il, la
» logique voulait que les viandes provenant des animaux tu-
» berculeux fussent éliminées de la consommation, tout aussi
» bien que celle de chevaux morveux ; dans un cas comme
» dans l'autre, on ne saurait admettre une proportionnalité
» entre l'intensité de la virulence et celle des lésions par
» lesquelles les maladies s'expriment respectivement. »

On voit par cette citation ce que pensait M. Bouley
de cet accommodément avec les principes sur lesquels
est basée la théorie plus ou moins élastique de la localisation ou de la généralisation des lésions.

Voyons maintenant ce qu'il faut penser de cette distinction dans la pratique.

Dans l'inspection, il est souvent extrêmement difficile de faire la part de ce qui doit être considéré
comme tuberculose localisée et comme tuberculose
généralisée. En nous basant sur ce que nous avons
observé aux Abattoirs de Rouen, nous pouvons dire
que la première (la localisée), dans le vrai sens patho-
logique, est assez rare, si elle implique forcément la
présence de lésions que sur un seul organe.

Considérerons-nous, en ce cas, la coexistence de quelques tubercules sur les plèvres pariétale et viscérale, comme de la phthisie généralisée? Nous en dirons autant de ceux que l'on pourrait également trouver à la fois sur le foie et la rate.

En un mot, doit-on entendre par tuberculose généralisée, celle où les lésions n'existent que sur un seul organe, que ce soit le poumon, le foie, la rate, la mamelle, etc., réservant le sens de généralisée à tout ce qui n'est pas dans ce cas exclusif?

De ce qu'ils sont rares, au moins chez les animaux de boucherie, les cas localisés n'en existent pas moins. Nous en avons, dans une période de quatre années, observé 3 cas sur 81, dont 2 surtout parfaitement caractérisés.

L'un intéressait la mamelle, qui, quoique farcie de tubercules, renfermait encore, constatation effrayante, une notable quantité de lait; l'autre intéressait le poumon, dont les lésions étaient vraiment épouvantables.

Si donc la forme localisée, dans le sens que nous venons de lui donner, est chose très-rare, puisque sur 81 cas nous ne l'avons observée que 3 fois, on peut se demander s'il y a lieu de conserver une distinction dont une des formes est tout à fait exceptionnelle, et où l'appréciation seule juge en maîtresse souveraine.

Supposons maintenant qu'un Inspecteur se trouve en présence d'un cas de phthisie pulmonaire, parfaitement localisée, mais avec des lésions extrêmement graves, et pour ainsi dire de toutes les périodes, depuis l'état de crudité jusqu'au ramollissement,

devra-t-il laisser passer, alors que toujours, d'après la
même théorie, il devrait saisir avec quelques rares
tubercules dissiminés sur plusieurs organes?

Mais, Messieurs, il y a plus : la question qui nous
occupe, en comportant cette distinction si arbitraire de
phthisie généralisée et de phthisie localisée, peut
amener les Inspecteurs de la boucherie à commettre
des inconséquences susceptibles de frapper les moins
clairvoyants, et qui, répétées, seraient bien de nature
à jeter sur l'inspection de viandes un irréparable
discrédit. En voici un exemple qui m'est personnel.

Le 1er juin de cette année, 20 porcs achetés à un
marchand, qui lui-même les tenait d'un engraisseur,
important laitier de Gournay-en-Bray, sont sacrifiés aux
Abattoirs de Rouen. Deux de ces animaux présentent
des lésions de tuberculose, pas assez cependant pour
en saisir la viande; chez les trois autres, au contraire,
les lésions sont plus abondantes, et entraînent la
saisie totale.

N'y a-t-il pas dans ce double fait de saisie partielle et de saisie générale pour des animaux de même
provenance, ayant été vraisemblablement soumis à la
même cause infectieuse, un exemple d'inconséquence
flagrante? et peut-on dire ce qui serait arrivé si
l'ordre d'abattage avait été interverti?

C'est dans ces conditions, Messieurs, que l'Inspecteur, livré à lui-même, sans direction et sans avis,
l'esprit souvent torturé par des appréhensions variées,
surtout si l'animal a une valeur importante, prend
une décision où les grands intérêts de l'hygiène pu-

blique sont parfois sacrifiés à des considérations d'un autre ordre.

Pour toutes ces raisons, nous estimons qu'il y aurait lieu d'abandonner cette distinction de tuberculose *généralisée* et de tuberculose *localisée*, distinction qui, scientifiquement, est une hérésie, dans la pratique, est le plus souvent inapplicable, et qui consacre un procédé empirique que désavouent les résultats de l'étude expérimentale de cette terrible affection.

En conséquence, nous avons l'honneur d'émettre le vœu suivant :

1° Que le Congrès, dans le cas où l'élimination de toutes les viandes tuberculeuses ne lui paraîtrait pas suffisamment justifiée, veuille bien, par un détail complet des lésions, spécifier celles qui rendent cette élimination nécessaire ;

2° Que les viandes foraines, sous certaines réserves à déterminer, ne puissent être admises à l'inspection qu'avec les poumons adhérents et sans trace de grattage ;

3° Que par les soins du Bureau, les décisions prises à ce sujet soient transmises à l'Administration supérieure, qui, après les avoir fait codifier, les rendrait obligatoires pour tous les Inspecteurs de la boucherie, comme pour tous ceux qui, à un titre quelconque, sont chargés d'assurer les dispositions de la loi du 21 juillet 1881, sur la police sanitaire des animaux domestiques.

Je termine par un peu de statistique.

Cas de turberculose observés dans une période de quatre années
aux Abattoirs de Rouen.

	Animaux abattus :		Animaux tuberculeux.		Saisis.
Bœufs....	26.826		38		
Taureaux.	1.456	42.423	2	61	19
Vaches...	14.141		21		
Veaux...	43.684		4		2
Porcs ...	38.164		15		6
Chevaux..	2.000		1		1
	126.271		81		28

Proportions :

Bœufs, taureaux ou vaches 1.43 pour 1.000
Veaux. . . . . 0.09 — —
Porcs. . . . . 0.38 — —
Chevaux . . . . 0.50 — —

État général des sujets :

Sur les 61 animaux de l'espèce bovine, 15 figurent
comme étant de première qualité ;
23 de deuxième qualité ;
19 de troisième qualité ;
4 maigres.

Les porcs étaient tous de bonne qualité ; les veaux
de très-bonne qualité également, soit comme santé,
soit comme état de graisse.

En ce qui concerne ces derniers animaux, dont deux
ont présenté des lésions graves, les deux autres des

lésions plus graves encore, quoique étant dans les meilleures conditions de santé sur pied, on peut se demander, aujourd'hui que la vaccination animale tend de plus en plus à se généraliser, s'il ne serait pas prudent de n'employer le vaccin recueilli qu'après l'autopsie des sujets qui l'ont fourni.

Cette précaution me paraît d'autant mieux justifiée que, le plus souvent, à Rouen notamment, on prépare une pulpe vaccinale, dans laquelle entre, par le fait du mode de ràclage employé, avec la lymphe et les croûtes, une notable proportion de sang.

Les dangers de contamination, aussi minimes qu'on puisse les supposer, n'en existent pas moins, puisqu'ils ont été signalés ; et on a lieu de s'étonner qu'à Rouen, où la préparation du vaccin animal se fait en grand pour les besoins de l'armée, certains médecins militaires croient devoir abandonner, en ne pratiquant point l'autopsie des sujets vaccinifères, une mesure aussi précieuse et aussi facile d'une sécurité parfaite.

Quelques mots de réponse aux conclusions
de M. Baillet.

M. Baillet, Directeur des Abattoirs et vétérinaire de la Ville de Bordeaux, ayant au cours de la même séance, prononcé un discours qui se terminait par les considérations suivantes :

« 1° Qu'il ne saurait y avoir identité complète entre les
» résultats obtenus par l'inoculation accidentelle ou expéri-
» mentale des produits tuberculeux et ceux résultant de l'in-
» gestion directe dans les conditions ordinaires, de la viande
» provenant de sujets atteints de tuberculose ;

» 2° Que la pénétration du virus tuberculeux par les voies
» digestives est un fait accidentel dont la démonstration est
» loin d'être aussi rigoureuse que l'ont établie les premiers
» expérimentateurs ;

» 3° Que, dans tous les cas, il n'est pas suffisamment
» démontré que la viande des animaux gras, chez lesquels
» on rencontre quelques lésions tuberculeuses ou soup-
» çonnées telles, soit de nature à transmettre la tuberculose
» à l'espèce humaine ;

» 4° Que, lorsqu'il s'agit d'intérêts commerciaux aussi
» sérieux que ceux que représentent les animaux gras, on
» ne saurait, sans preuves irréfutables, infliger à la pro-
» duction des pertes demeurées jusqu'ici à la charge des
» éleveurs ;

» Qu'il n'y a conséquemment lieu de retirer de la consom-
» mation que la viande des sujets chez lesquels la tuber-
» culose est généralisée et a engendré la maigreur absolue
» ou relative ;

» Que, dans les autres cas, il n'y a lieu de retirer de la
» consommation que les organes plus ou moins affectés
» de tuberculose, les ganglions afférents à ces organes et
» les parties musculaires voisines. »

Voici quelle a été ma réponse aux différentes
idées émises dans les considérants ou propositions de
mon savant Collègue de Bordeaux :

M. Baillet, dans ses conclusions, met en doute tous
les résultats acquis, ou tout au moins les considère
comme inapplicables dans la pratique.

Le premier de ses considérants se rattachant à une
question de science pure, qui, pour être traitée con-
venablement, exigerait une compétence spéciale, je
laisserais à de plus autorisés le soin d'y répondre.

Je ne saurais en dire autant du second ; « *que la*
» *pénétration du virus tuberculeux par les voies*
» *digestives est un fait accidentel, dont la démons-*
» *tration est loin d'être aussi rigoureuse que l'ont*
» *établi les premiers expérimentateurs* ».

M. Baillet obéit certainement à une simple tendance
de son esprit en n'acceptant pas, comme faite, la
démonstration de l'introduction des matières virulentes
d'origine tuberculeuse, à travers les surfaces digestives,
démonstration dont une si large part revient à mon
maître, M. Chauveau, et que, du reste, confirme
l'observation attentive des faits.

Si, dans l'espèce bovine, il est, en effet, souvent difficile, par l'examen des lésions, de préciser lesquelles, de
l'abdomen ou du thorax, ont existé les premières, telle-
ment elles paraissent avoir évolué en même temps ; la

chose devient plus facile sur le porc, qui, trouvant le plus ordinairement dans son alimentation le germe tuberculeux, doit, par conséquent, présenter du côté des voies digestives les lésions les plus anciennes. En voici, au surplus, un exemple tout récent, il est de lundi dernier.

J'ai saisi pour cause de ladrerie et de tuberculose (les deux affections coexistaient) un porc du poids de 100 kilos, viande nette, en très-bon état ; je dois dire que la ladrerie seule suffisait à légitimer la saisie, que n'aurait pas entraînée la tuberculose. J'examinais néanmoins très-attentivement les lésions de celle-ci, en raison de leur intérêt d'actualité. Or, voici ce que je constatais :

Quelques tubercules sur une partie assez limitée du poumon, une vingtaine environ, très-vivement hypérémiés et comme confluents. Il s'était évidemment produit là, peu de temps avant la mort, une *poussée tuberculisante*. Sur le foie et la rate quelques tubercules également, mais sans traces d'inflammation. Enfin dans le mésentère, il existe une hypertrophie marquée de tous les ganglions lymphatiques, deux surtout ont acquis le volume d'un œuf de poule, et sont complètement ramollis, remplis d'une matière caséeuse d'un gris jaunâtre. On ne saurait nier dans ce cas la préexistence des lésions abdominales, partant l'introduction par les voies *alimentaires* de l'élément contagifère.

Si maintenant, dans cette espèce, nous rapprochons les modes d'engraissement avec les cas observés, nous serons amenés à faire jouer à la nourriture un rôle prépondérant dans le développement de la tuberculose, et à conclure contrairement à M. Baillet que l'infection par les voies digestives n'est pas un fait exceptionnel. Les renseignements, malheureusement, ne sont pas toujours faciles à obtenir. Voici ceux que j'ai recueillis :

J'ai constaté dans une période de quatre années quinze cas de tuberculose sur le porc. Huit fois j'ai pu avoir des renseignements dont voici les résultats : trois avaient été achetés à des équarisseurs, deux même avaient été sacrifiés le même jour et provenaient du même vendeur ; les cinq autres avaient été vendus par un important laitier de Gournay-en-Bray. Enfin le tuberculeux et ladre, dont je viens de parler, mais qui n'est pas compris dans ces huit, avait été également engraissé chez un des laitiers les plus connus des environs de Rouen.

Le veau lui-même viendra à mon aide si je veux pousser plus loin la preuve de la thèse que je soutiens : La préexistence fréquente des lésions abdominales.

Sur quatre cas de tuberculose observés sur le veau, toujours en quatre ans, deux fois les lésions avaient envahi tous les organes, viscères, séreuses, etc. ; et la généralisation était telle, qu'il était à peu près impossible de reconnaître laquelle, de la cavité thoracique ou de la cavité abdominale, avait été attaquée la première. Mais deux autres fois les lésions, quoique généralisées, étaient exclusivement intestinales. Il serait puéril, ce me semble, de faire jouer, en raison de l'état des lésions, le moindre rôle à l'hérédité. Les sujets avaient de deux mois et demi à trois mois.

N'y a-t-il pas, Messieurs, dans les faits que je viens d'avoir l'honneur de vous exposer, la preuve que la muqueuse digestive n'est pas *qu'accidentellement* une voie de pénétration pour l'élément tuberculeux, mais bien une voie presque sûre dans les espèces qui se nourrissent de viande ou de lait tuberculisés ?

Quant à la troisième proposition des considérants de mon honorable Collègue : « *Qu'il n'est pas suf-* » *fisamment démontré que la viande des animaux* » *gras, chez lesquels on rencontre quelques lésions* » *tuberculeuses ou soupçonnées telles, soit de nature* » *à transmettre la tuberculose à l'espèce humaine* », il est assez difficile d'y répondre, la possibilité de la contamination à l'homme ne pouvant être admise que par analogie.

Voici, en tous cas, le résultat de deux expériences qui ne militent pas en faveur de l'innocuité des viandes grasses qui se trouvent tuberculeuses.

Je copie textuellement le cahier de notes de M. Humbert, vétérinaire au 12ᵉ chasseurs, à qui je remis, le 27 août 1887, un morceau de filet, pris sur une vache qui venait d'être saisie.

« 25 août. — On injecte dans la cavité abdominale d'un lapin un centimètre cube de jus de viande provenant d'une vache *en très-bon état*.

» Le lapin maigrit rapidement. On le trouve mort le 24 novembre.

» Autopsie : foie hypertrophié et farci de tubercules ; les autres organes abdominaux paraissent sains. Les poumons sont couverts de taches ecchymotiques, de la dimension d'un grain de mil à celle d'une lentille.

» Deuxième expérience : on inocule le même jour, avec le même jus de viande et dans les mêmes conditions, un second lapin. Celui-ci est trouvé mort le 14 novembre.

» Autopsie : tubercules dans le foie et dans les poumons. Lésions très-accusées et indéniables de tuberculose.

Un troisième lapin de la même portée, conservé comme témoin, n'a présenté aucune lésion à l'autopsie. »

L'état gras ne prouve donc qu'une chose, c'est qu'il est compatible avec des lésions très-graves de tuberculose.

Ne voit-on pas la même chose pour certains cas de morve ?

Un mot maintenant sur la quatrième proposition de M. Baillet : « *Que lorsqu'il s'agit d'intérêts com-* » *merciaux aussi sérieux que ceux que représentent* » *les animaux gras, on ne saurait, sans preuves* » *irréfutables, infliger à la production des pertes* » *demeurées jusqu'ici à la charge des éleveurs.* »

C'est là cette considération que font valoir ceux qui ne croient pas aux dangers des viandes tuberculeuses, ou qui n'y croient pas assez pour rompre avec la routine.

Sans méconnaître l'importance des troubles commerciaux qui pourraient être la conséquence de la saisie de toutes les viandes tuberculeuses, j'estime qu'on en exagère l'importance.

Ensuite, est-ce qu'il n'est pas à prévoir, que par l'application de sages mesures sanitaires, les cas diminueront chaque jour, rendant ainsi de moins en moins importants ces troubles commerciaux dont on fait un véritable épouvantail?

Dans tous les cas, devons-nous ouvrir ici une question de rapports commerciaux, quand nous sommes conviés à étudier une question de pathologie comparée?

En résumé, Messieurs, j'estime que les conclusions de mon honorable Collègue de Bordeaux sont anti-scientifiques et dangereuses au point de vue de l'hygiène publique.

Je supplie, en conséquence, le Congrès de ne pas les adopter.